Secrets du yoga du visage : améliorer la beauté et la relaxation

par

SIRENY FORD

Table des matières

Résumé

Si on vous disait qu'avec 5 exercices simples de yoga du visage chaque jour, vous pourriez tonifier vos muscles du visage et les empêcher de se détendre, pourriez-vous consacrer 3 minutes pour commencer ? De la même manière que ces dernières années, nous accordons une grande attention au tumbling, au fitness et en général à l'exercice de notre corps, nous devrions également prêter attention à la forme physique de notre visage. Parce que c'est ça le Face Yoga, c'est l'exercice des muscles du visage !

Aussi étrange que cela puisse paraître, de la même manière que nous entraînons les muscles du corps, nous devons préparer les muscles du visage. Nous pourrions essayer avec des crèmes pour les yeux, de jour et de nuit, des sérums, des huiles et bien plus encore pour raffermir la peau et ne pas la laisser se détendre, mais la routine de soins de la peau ne suffit pas à elle seule et elle coûte certainement de l'argent.

Qu'est-ce que le yoga du visage ?

Le yoga du visage ou yoga du visage est un programme d'activités qui renforcent les muscles du visage, restaurent les cellules de la peau et activent les neurones dans toute la tête en éveillant les régions des organes du visage qui ne sont pas efficacement travaillées. Fondamentalement, c'est un mélange de tensions et de massages du dos au niveau du visage et du cou qui améliore la microcirculation sanguine, rétablissant l'éclat et l'impératif de la peau poussée.

Quels sont les avantages du yoga du visage ?

Les bienfaits du Yoga sur le visage sont avant tout mentaux. La merveilleuse inclinaison que vous avez après chaque cours de yoga du visage se reflète dans votre apparence, la teinte de votre peau, l'éclat de vos yeux et l'énergie qui s'en dégage. Simultanément, la perfusion des cellules et l'initiation des muscles du visage constituent une protection caractéristique contre la progression du temps. En quelques mots, l'extension délicate et la dissémination sanguine de la peau provoquées par le yoga du visage donnent certainement à votre visage une apparence plus belle.

Comment ça fonctionne

Vous pouvez considérer le yoga du visage comme une forme délicate de « préparation solidaire » pour les muscles du visage et du cou. Plus vous répétez des pratiques spécifiques de yoga du visage qui ciblent différentes parties de votre visage, plus vous constaterez que les muscles et la peau commencent à s'améliorer quelque peu.

À la lumière de ce que nous connaissons dans l'ensemble des pratiques faciales, la technique du yoga du visage semble fonctionner de la manière suivante :

Tonifie les muscles du visage, en travaillant sur leur tonus et leur « confort ». Cela peut expliquer pourquoi cela pourrait aider certaines personnes à rencontrer une diminution des signes de maturation, par exemple la cotation.

Augmente le flux sanguin vers la peau, ce qui peut être utile pour éclaircir la peau.

Diminue la tension et la pression dans les muscles du visage provoquées par des regards répétés au cours de la journée, par exemple le plissement des yeux. Des stratégies de massage du dos et des points de pression sont également intégrées à la technique de yoga du visage, atténuant ainsi les problèmes centraux du visage qui deviennent généralement tendus.

La science derrière le yoga du visage et la restauration de la peau

Adoptez une lueur énergétique avec le Face Yoga 5 postures fondamentales

Le yoga du visage est devenu une méthode naturelle et inoffensive pour la régénération de la peau. Bien qu'il n'y ait pas beaucoup de preuves logiques concernant ce problème, quelques enquêtes ont révélé que quelques activités faciales pourraient aider à développer davantage la qualité de la peau et le tonus musculaire. Les muscles du visage peuvent être renforcés et conditionnés à l'aide d'activités faciales, donnant au visage une apparence plus liftée et plus jeune. De plus, les activités faciales standard pourraient aider à développer davantage le teint et la surface en favorisant la circulation sanguine et le flux vers le visage. La finition de leurs joues s'est améliorée et la présence des lignes de recouvrement nasogéniennes qui s'étendent du nez aux bords de la bouche a été atténuée, selon une étude publiée dans le Journal de l'American Clinical Association, Dermatology. Les membres de la revue ont participé à des activités faciales pendant assez longtemps.

Animation de la création de collagène

La souplesse et la solidité de la peau reposent sur la protéine collagène. La production de collagène diminue à mesure que nous vieillissons, entraînant des rides, des différences à peine reconnaissables et une peau décolorée. Il existe néanmoins de multiples façons d'animer la création de collagène et d'agir sur le bien-être général et l'apparence de votre peau.

1. Alimentation : Une alimentation riche en renforts cellulaires, en acides aminés et en acide L-ascorbique peut soutenir la croissance du collagène. Les produits biologiques à base d'agrumes, les salades vertes, les noix et les graines sont quelques variétés d'aliments qui peuvent aider à maintenir des niveaux de collagène solides.

2. Sécurité solaire : les rayons UV du soleil peuvent endommager les filaments de collagène, provoquant un vieillissement

imprudent de la peau. La santé de votre peau peut être préservée et la dégradation du collagène peut être évitée en portant des vêtements défensifs et un écran solaire.

3. Médicaments pour la peau : les rétinoïdes, les peptides et les produits de soins de la peau à base d'acide L-ascorbique peuvent aider à faire progresser la création de collagène et à diminuer la présence de rares différences et de plis.

4. Microneedling : Cette technique négligeable et intrusive consiste à utiliser un appareil avec de petites aiguilles pour réaliser de minuscules coupures dans la peau, revigorer la création de collagène et faire progresser la revitalisation de la peau.

5. Médicaments au laser : Certaines méthodes laser, comme le laser fragmentaire réémergent, peuvent agir sur la surface et le

tonus de la peau et stimuler la production
de collagène.

Poursuivre le développement du cours de sang

Une bonne circulation sanguine est essentielle pour une peau solide car elle transporte l'oxygène et les suppléments vers les cellules et aide à l'expulsion des sous-produits. Voici quelques idées pour développer davantage la circulation sanguine et le bien-être de la peau :

1. Entraînement : L'activité ordinaire augmente le pouls et agrandit les veines, ce qui développe davantage la circulation sanguine. Au moins 30 minutes d'activité modérée, comme la marche, la course ou le vélo, devraient être pratiquées chaque jour.

2. Frotter : pétrir la peau peut dynamiser l'infiltration lymphatique et aider à revigorer la circulation sanguine. Si vous souhaitez développer davantage la diffusion tout autour, essayez d'utiliser un rouleau facial ou un instrument gua sha pour frotter tendrement votre visage. Vous pouvez

également vous frotter les mains ou les pieds.

3. Traitement thermique : utiliser l'intensité pour traiter la peau peut aider les vaisseaux sanguins à s'étendre et à passer au niveau supérieur. Essayez d'utiliser un sauna, une douche chaude ou une compresse chaude sur votre peau.

4. Hydratation : Le dessèchement peut provoquer la contraction des veines, il est donc essentiel de rester hydraté pour maintenir une circulation sanguine solide. L'intention de boire au moins 8 tasses d'eau chaque jour.

5. S'abstenir de fumer : fumer peut limiter les veines, ce qui diminue le flux et fait vieillir la peau de manière imprudente. Arrêter de fumer peut améliorer la santé de la peau et favoriser la prospérité générale.

Conditionner les muscles du visage

Le conditionnement des muscles du visage peut agir sur la forme et la présence du visage. Les conseils qui l'accompagnent vous aideront à conditionner vos muscles du visage :

1. Pratiques pour le visage : Les activités du visage peuvent aider à tonifier et à renforcer les muscles du visage. Les sacs à main sur les lèvres, les sourires et les joues gonflées sont quelques activités normales du visage.

2. Frottement du visage et du dos : Un léger massage du visage et du dos peut aider à conditionner les muscles du visage et à revigorer la circulation sanguine. Pour frotter la peau, essayez d'utiliser un gua sha ou un rouleau facial.

3. Yoga du visage : Le yoga du visage est comme le yoga standard dans la mesure où il consiste à maintenir et à donner des looks

spécifiques pour tonifier et renforcer les muscles du visage.

4. Sensation musculaire électrique : en appliquant de légers flux électriques sur la peau, les gadgets d'excitation musculaire électrique peuvent aider à conditionner les muscles du visage.

5. Thérapie par aiguilles : La thérapie par aiguilles utilise de minuscules aiguilles intégrées dans des foyers explicites sur le visage pour augmenter la circulation sanguine et réparer les muscles du visage.

Quels types de yoga pourraient être meilleurs pour votre visage ?

Remarquant les avantages des asanas du yoga, approches habituelles de la position assise pendant le yoga, les spécialistes donnent un sens : « Les plis vers l'avant transportent du sang neuf et de l'oxygène vers la peau, ce qui fait apparaître une lueur saine. le côté du visage et la tension du cou d'accouchement.

Des types de yoga plus lents qui incluent la tenue de modèles pendant des périodes plus longues pourraient vous offrir une plus grande chance de porter cette attention sur vos muscles du visage. Cela intègre le Hatha, le Yin ou le yoga de soutien. Vous pouvez également détendre les muscles de votre visage pendant votre pratique d'intercession, de pranayama ou de yoga nidra.

Travaillez à porter votre attention sur votre visage pendant les positions de yoga conventionnelles. Remarquez que vous exercez une pression ou que vous faites des regards. Remarquez que vous vous concentrez si ardemment sur le relâchement de votre visage que vous finissez par froncer les sourcils ou par lever les sourcils.

Dans quels domaines spécifiques les exercices de yoga du visage peuvent-ils aider ?

En fonction de vos intérêts et de vos objectifs, les spécialistes affirment que vous pouvez utiliser le yoga du visage pour vous concentrer sur n'importe quelle région de votre visage. La pression se formera généralement dans vos tempes, votre front et votre mâchoire. Si vous êtes à l'aise dans l'une de ces régions, organisez votre emploi du temps quotidien autour de ces endroits. Les rides sont normales autour des sourcils, des yeux et de la bouche.

Pour réduire la présence de plis dans des régions spécifiques, reprenez les frottements et les activités qui se concentrent sur ces endroits. Ou encore, vous pouvez choisir des pratiques destinées à apaiser des soucis explicites comme la migraine, le manque de sommeil ou la maladie des sinus.

Quel yoga est pour la beauté ?

5 asanas de yoga simples pour une peau brillante |
Soyez belle Inde

Sarvangasana (Posture debout sur l'épaule)

Cette posture aide à travailler sur la surface et la
nature de votre peau en augmentant la circulation
sanguine vers votre visage, rétablissant ainsi les
plaquettes. Il élimine également les éruptions
cutanées, les rides, les différences rares et le
manque de matité.

38 bienfaits du yoga pour la santé

Vous cherchez des motivations pour essayer le yoga ? De la résistance accrue et de l'adaptabilité au bien-être cardiaque, il y a 38 avantages à déployer notre literie.

Si vous êtes un spécialiste dévoué, vous avez probablement constaté certains des avantages du yoga : peut-être que vous vous reposez mieux, que vous avez moins de rhumes ou que vous vous sentez simplement plus détendu et plus calme. Cependant, en s'attendant à ce que vous ayez déjà essayé d'éclairer quelqu'un d'autre sur le yoga concernant les bienfaits de la préparation, vous auriez pu constater que des explications telles que « forme le mouvement du prana » ou « élève l'énergie dans la colonne vertébrale » ne fonctionnent pas. , , comme s'il s'adressait à un malentendant ou à quelqu'un d'ailleurs exceptionnellement incrédule.

Les chercheurs commencent à documenter les bienfaits du yoga

La science occidentale a commencé à nous fournir des preuves solides de la manière dont le yoga développe le bien-être, guérit l'agonie et maintient la maladie sous contrôle. Lorsque vous comprendrez cela, vous serez plus motivé à marcher sur votre coussin de couchage et vous ne vous sentirez probablement pas aussi silencieux la prochaine fois.

Cette expérience m'a poussé à approfondir chacun des examens logiques que j'ai rassemblés en Inde et en Occident pour découvrir et comprendre comment le yoga peut à la fois prévenir la maladie et vous aider à vous en remettre. J'ai vu cela comme :

1. Le yoga améliore votre flexibilité

Une capacité d'adaptation plus développée est peut-être l'avantage le plus précoce et le plus évident du yoga. Dans votre haut de gamme, vous n'aurez probablement pas la possibilité de toucher vos orteils ou de faire un backbend profond. Cependant, si vous avancez, vous constaterez un relâchement constant des muscles et, à la fin, des endroits qui semblaient difficiles à conquérir commenceront à devenir envisageables. Vous verrez également que les souffrances commencent à disparaître. De plus, ce n'est pas un hasard. Des hanches serrées peuvent étendre excessivement l'articulation du genou en raison d'un mauvais alignement de la cuisse et du tibia. Des biceps serrés peuvent provoquer une colonne lombaire de niveau, ce qui peut provoquer des tourments dans le bas du dos.

Des muscles solides présentent de nombreux avantages au-delà de la simple apparence. Ils nous protègent également de maladies telles que l'inflammation des articulations et les douleurs dans le bas du dos et aident à prévenir les chutes chez les personnes âgées, un événement courant à cet âge. De plus, lorsque vous développez votre force grâce au yoga, vous la compensez par la flexibilité. Si vous êtes sur le point d'aller au centre d'exercice et de soulever des charges, vous développerez votre force d'endurance au détriment de votre capacité d'adaptation, vous devez donc vraiment l'ajuster également.

Votre tête ressemble à une boule de bowling : grosse, ronde et lourde. Lorsqu'il est bien placé sur votre colonne vertébrale droite, il faut beaucoup moins de travail aux muscles de votre cou et de votre dos pour le soutenir. Cependant, avancez-le de quelques pas et vous commencerez à étendre ces muscles. Tenez cette « boule de bowling » pendant 8 ou 12 heures par jour avec cette inclinaison vers l'avant et vous risquez de vous épuiser. De plus, l'épuisement n'est peut-être pas votre principal problème. Cette position malheureuse peut créer des problèmes au niveau du ventre, du dos, du cou et de différents muscles et articulations. Au fur et à mesure que vous vous désintégrez,

4. Le yoga prévient la dégradation du cartilage et des articulations

Chaque fois que vous faites une pratique de yoga, vos articulations sont ouvertes dans toute leur amplitude de mouvement. Cela peut aider à prévenir les douleurs articulaires dégénératives ou à réduire l'oisiveté en compactant et en dépressurisant les zones du ligament articulaire qui ne sont pas régulièrement utilisées. Le ligament articulaire, un tissu conjonctif flexible qui relie le muscle à l'os, ressemble à une lingette : il reçoit de nouveaux suppléments juste au moment où son liquide est extrait et un autre stock peut être consommé. Sans entretien légitime, les zones négligées du ligament peuvent finalement s'éroder, remontant à la surface et révélant des os comme des coussinets de frein usés sur un véhicule.

Les plaques vertébrales _ qui retiennent les chocs entre les vertèbres et peuvent former une hernie et emballer les nerfs _ nécessitent un développement régulier. C'est le principal moyen pour eux d'obtenir leurs suppléments. Avoir une pratique uniforme des asanas avec beaucoup de backbends, de courbes vers l'avant et de révolutions aidera à garder ces cercles adaptables.

Il est prouvé et factuel que les activités de mise en charge fortifient les os et aident à prévenir l'ostéoporose. De nombreuses offres de yoga exigent que vous souleviez votre propre poids. De plus, d'autres, comme le down canine et le up canine, aident à fortifier les bras, qui sont particulièrement sans défense contre les fissures ostéoporotiques. Une étude non publiée du California State College de Los Angeles rapporte que la pratique du yoga augmente l'épaisseur des os des vertèbres. La capacité d'une pratique de yoga à réduire les niveaux de cortisol, un produit chimique de pression, peut aider à maintenir les niveaux de calcium dans les os.

Le yoga fait couler votre sang, le fait avancer. Plus précisément, les pratiques de relaxation que vous apprenez au yoga peuvent faciliter la circulation sanguine, en particulier dans les bras et les jambes. Le yoga donne également plus d'oxygène à vos cellules, qui fonctionnent ainsi mieux. Les tours déplacent le sang vers les organes internes et permettent au sang récemment oxygéné de circuler une fois le tour terminé. Les inversions comme les poiriers, les montants et les épaules aident le sang veineux des jambes et du bassin à circuler vers le cœur, où il peut très bien être siphonné vers les poumons pour être oxygéné. Cela peut être utile si vous avez des jambes hypertrophiées en raison de problèmes cardiaques et rénaux. Le yoga améliore également les niveaux d'hémoglobine et de plaquettes rouges qui transportent l'oxygène vers les tissus. De plus, il diminue le sang en rendant les plaquettes moins collantes et en diminuant le degré d'agglutination des protéines dans le sang. Cela peut entraîner une diminution des défaillances coronariennes et des accidents vasculaires cérébraux, car les amas de sang sont souvent à l'origine de ces « bourreaux ».

8. Le yoga déplace les ganglions lymphatiques et renforce le système immunitaire

Lorsque vous contractez et développez vos muscles, bougez vos organes dans tous les sens, entrez dans une position de yoga et sortez ensuite de cette position, vous augmentez la progression de la lymphe (la lymphe est un liquide gluant riche en cellules saines et en cellules blanches). plaquettes qui aident à lutter contre les contaminations dans tout le corps). Cela aide le système lymphatique à lutter contre la contamination, à éliminer les cellules de croissance malignes et à éliminer les matières nocives de la capacité cellulaire. En supposant que le corps soit surchargé de poisons et de graisses, les liquides lymphatiques deviennent épais et lourds. En effet, on se désintoxique grâce à l'exercice et au yoga.

Lorsque le pouls atteint plusieurs fois la limite de consommation d'oxygène, vous réduisez alors le risque d'insuffisance coronarienne et pouvez atténuer la tristesse. Bien que tout cela dans le yoga ne soit pas vigoureux, faire votre entraînement en direct ou avoir une pratique standard d'astanga ou de hatha stream peut soutenir votre pouls sur une échelle à fort impact. Quoi qu'il en soit, même les pratiques de yoga qui n'augmentent pas votre pouls peuvent agir sur les lignes directrices cardiovasculaires. Des recherches ont montré que répéter le yoga réduit le pouls, augmente la persévérance et peut développer davantage la consommation d'oxygène pendant l'exercice - autant de signes d'un travail sur une santé vigoureuse. Une enquête a révélé que les individus à qui on avait enseigné uniquement le pranayama pouvaient faire plus d'activité avec moins d'oxygène.

Si vous souffrez d'hypertension, vous pourriez profiter du yoga. Deux enquêtes sur des personnes souffrant d'hypertension publiées dans le journal clinique anglais « The Lancet » ont examiné les effets du savasana (détente profonde en présence d'un cadavre) dans une salle de yoga et essentiellement allongées sur une causeuse. Après trois mois, savasana était associée à une baisse de la tension circulatoire systolique (ou « énorme ») de 25 places (le nombre le plus élevé) et à une baisse du pouls diastolique (ou « petit ») de 15 places (le nombre le plus réduit, et plus la tension sous-jacente est élevée, plus la baisse est importante).

Le yoga fait baisser les niveaux de cortisol. Au cas où cela ne semble pas si important, notez ceci : habituellement, les organes surrénaliens émettent du cortisol en raison d'une urgence intense qui aide parfois le système résistant. En supposant que les niveaux de cortisol restent élevés même après la période d'urgence, le système invulnérable peut être compromis. Des augmentations occasionnelles du cortisol contribuent à la mémoire à long terme, mais des niveaux constamment indéniables entravent la mémoire et peuvent provoquer des changements très durables dans le cerveau. De plus, un excès de cortisol a été associé à une douleur intense, à l'ostéoporose (il extrait le calcium et d'autres minéraux des os et perturbe la nouvelle structure osseuse), à l'hypertension et à l'obstruction par l'insuline. Chez la souris, des niveaux élevés de cortisol conduisent à ce que les analystes appellent une « conduite de chasse à la nourriture » (le genre de conduite qui vous pousse à manger lorsque vous êtes contrarié, furieux ou concentré). Le corps absorbe ces calories supplémentaires et les stocke sous forme de graisse du ventre, ce qui augmente la prise de poids et le risque de diabète et d'insuffisance respiratoire.

Peut-on dire que vous vous sentez malheureux ? Il était assis dans la position du lotus. Mieux encore, adoptez une posture de backbend ou d'artiste. Malgré le fait que cela soit assez difficile, une étude a supposé que la pratique ordinaire du yoga développe davantage la misère et entraîne une augmentation significative des niveaux de sérotonine et une diminution de la monoamine oxydase, une substance chimique qui sépare les synapses, et des niveaux de cortisol. Au Collège du Wisconsin, Richard Davidson, Ph.D., a découvert que le cortex préfrontal gauche présentait un mouvement accru chez les personnes qui pensaient, une découverte associée à des niveaux de satisfaction plus importants et à une meilleure capacité de sécurité. Un actionnement beaucoup plus remarquable du côté gauche a été détecté

chez des spécialistes engagés ayant une pratique
de longue durée.

Bougez plus, mangez moins, tel est le constat de nombreux nutritionnistes. Le yoga peut aider dans les deux cas. Une pratique ordinaire vous permet de démarrer tout en consommant des calories, tandis que la composante profonde et proche de la maison de l'entraînement vous incitera à voir et à gérer votre régime alimentaire et vos problèmes de poids à un niveau plus profond. Le yoga peut vous motiver à manger d'autant plus intentionnellement.

Le yoga réduit le glucose et le mauvais cholestérol et augmente le bon cholestérol. Il a été démontré que le yoga réduit les niveaux de glucose chez les personnes atteintes de diabète de plusieurs manières : en réduisant les niveaux de cortisol et d'adrénaline, en favorisant la perte de poids et en développant davantage l'aversion pour les effets de l'insuline. Avec de faibles niveaux de sucre, vous réduisez le risque de complications diabétiques, par exemple un épisode coronarien, une déception rénale et une déficience visuelle.

Un élément important du yoga est de pouvoir se concentrer sur le présent, à ce stade. Des recherches ont montré que la pratique standard du yoga développe davantage la coordination, le temps de réponse, la mémoire et même le niveau d'intelligence. Les personnes qui pratiquent la contemplation surnaturelle peuvent mieux aborder les problèmes, sécuriser et examiner les données, peut-être parce qu'elles sont moins détournées par leurs points de vue qui peuvent jouer encore et encore comme un cercle perpétuel.

Le yoga vous invite à vous détendre, à calmer votre respiration et à vous concentrer sur le moment et le lieu présents, déplaçant l'équilibre du système sensoriel réfléchi (réaction de survie) vers le système sensoriel parasympathique. La dernière option nous détend et favorise la récupération, réduisant la respiration, le pouls et la tension circulatoire et élargissant le flux sanguin vers les voies digestives et les organes régénérateurs, ce qui intègre ce qu'Herbert Benson appelle la réaction de déroulement.

La pratique normale du yoga augmente la soudaineté, la capacité de ressentir ce que fait votre corps et où il se trouve dans l'espace, et développe davantage l'équilibre. Les personnes ayant une position malheureuse ou des conceptions de développement inutiles ont souvent une sensation malheureuse de proprioception liée à des problèmes de genou et de bas du dos. Un meilleur équilibre peut signifier moins de chutes. Pour les personnes âgées, cela se traduit par une liberté supplémentaire et un report du moment où ils doivent se rendre dans une clinique médicale ou ne peuvent en aucun cas être concédés. Jusqu'à la fin, des positions comme l'arbre pourraient nous permettre de nous sentir moins déséquilibrés tout au long de notre literie.

Quelques yogis de haut niveau ont un certain contrôle sur leur corps d'une manière époustouflante grâce à leur système sensoriel. Les chercheurs ont vu des yogis capables d'obtenir des pouls extrêmement rares, de créer des exemples d'ondes cérébrales indubitables et d'utiliser une méthode de contemplation pour élever la température de leurs mains de 15 degrés Fahrenheit. S'ils peuvent le faire avec le yoga, nous pouvons en profiter pour développer davantage le flux sanguin vers le bassin afin de tomber enceinte ou pour vous détendre si vous avez des difficultés à vous reposer.

Vous êtes-vous déjà vu tenir votre téléphone, votre volant de direction ou plisser les yeux tout en regardant un écran d'ordinateur ? Ces tendances inconscientes peuvent provoquer une pression persistante, une faiblesse musculaire et des douleurs au niveau des poignets, des bras, des épaules, du cou et du visage, entraînant une tension accrue et un tempérament bas. En pratiquant le yoga, vous commencez à voir où vous accumulez de la pression : cela peut très bien être dans la langue, les yeux ou les muscles du visage et du cou. En supposant que vous soyez vraiment à l'écoute, vous pourriez avoir la possibilité de provoquer une certaine tension dans la langue et les yeux. Pour les muscles plus gros comme les quadriceps, les trapèzes et les fessiers, cela peut nécessiter de longues périodes d'entraînement pour comprendre comment les relâcher.

L'excitation est grande, mais en abondance, elle perturbe le système sensoriel. Le yoga peut aider à surmonter la précipitation de la vie actuelle. Les positions de soutien, le yoga nidra (un type de relaxation dirigée), le déroulement profond du savasana, le pranayama et la réflexion renforcent le pratyahara, l'assimilation des facultés, qui offre le temps d'apaiser notre système sensoriel. Un autre avantage détaillé de la pratique standard du yoga est un meilleur repos, ce qui signifie que vous serez moins épuisé, moins concentré et moins enclin aux accidents.

Les asanas et le pranayama fonctionnent vraisemblablement sur des capacités sûres, mais jusqu'à présent, la réflexion a l'aide logique la plus fondée ici. Il semble affecter de manière significative la capacité du système résistant, en le revigorant lorsque cela est nécessaire (par exemple, en augmentant les niveaux de neutralisation à la lumière d'une vaccination) et en le calmant lorsque cela est nécessaire (par exemple, en réduisant une capacité de sécurité forcée indésirable dans une maladie du système immunitaire comme le psoriasis).).

Les yogis respirent généralement moins pendant la journée, mais des respirations plus longues, ce qui est à la fois calme et puissant. Un rapport récent publié dans le journal clinique « Lancet » a révélé une méthode yogique connue sous le nom de « relaxation totale » chez les personnes souffrant de problèmes pulmonaires dus à une panne cardiovasculaire congestive. Après un mois, leur fréquence respiratoire typique est passée de 13,4 respirations par instant à 7,6 respirations. Entre-temps, la limite de pratique s'est considérablement élargie, tout comme l'immersion en oxygène dans leur sang. De plus, il a été démontré que le yoga développe davantage différentes limites pulmonaires, telles que la limite respiratoire maximale et la productivité expiratoire.

Le yoga dynamise également la respiration par le nez qui canalise l'air, le réchauffe (l'air froid et sec est susceptible de déclencher une crise d'asthme chez les personnes sensibles) et l'humidifie en éliminant toute la terre en état idéal restant dans vos poumons.

23. Le yoga prévient le SCI (syndrome du côlon irritable) et d'autres problèmes digestifs

Ulcère, troubles intestinaux grincheux, obstruction, ceux-ci peuvent également être aggravés par la pression. Eh bien, si vous stressez moins, vous en ressentirez moins. Le yoga, comme toute autre activité réelle, peut atténuer le colmatage _ et diminuer hypothétiquement le risque de maladie du côlon _ étant donné que le développement du corps fonctionne avec le développement rapide de la nourriture et des déchets dans le tube digestif. Aussi, bien que cela n'ait pas été logiquement exploré, les yogis soupçonnent que les virages sont justement rémunérateurs dans cette fin des « déchets » de notre créature.

Le yoga arrête les variations du psychisme, comme l'indiquent les Yoga Sutras de Patanjali. En tant que tel, il fait reculer les cercles psychologiques de l'inquiétude, de l'amertume, de l'indignation, de la peur et du désir qui provoquent la pression. De plus, comme le stress est lié à de nombreuses conditions médicales _ des maux de tête et troubles du sommeil au lupus, en passant par diverses scléroses, dermatites, hypertension et insuffisance respiratoire _, si vous parvenez à calmer votre psychisme, vous aurez une meilleure chance. possibilité de vivre plus longtemps et mieux.

Un grand nombre d'entre nous subissent les effets néfastes d'une faible confiance persistante. En supposant que vous gérez cela de manière négative _ médicaments, se gaver, travail difficile, repos _, vous pourriez aborder le coût de la faiblesse chronique de manière véritable, intellectuelle et intérieure. En supposant que vous commenciez à adopter une meilleure stratégie et à pratiquer le yoga, vous ressentirez, d'abord en un mot, mais à long terme, sur un principe plus stable, que vous êtes louable ou, comme l'enseigne la pensée yogique, que vous sont un signe du Céleste. Dans le cas où vous avez une pratique ordinaire dans le but d'une introspection, d'une discrétion et d'une amélioration constante _ pas seulement en remplacement d'un cours d'exercices à fort impact _, vous pouvez évoluer vers une autre facette de vous-même. Vous ressentirez des sensations d'appréciation, de compassion et de pardon, ainsi que le sentiment de faire partie du plan directeur.

Le yoga peut soulager votre irritation. Selon quelques examens, les asanas, la contemplation ou un mélange des deux atténuent les tourments chez les personnes souffrant de douleurs articulaires, de douleurs lombaires, de fibromyalgie, de troubles du passage carpien et d'autres problèmes persistants. Au moment où vous apaisez votre aggravation, votre état d'esprit s'améliore, vous choisissez d'être plus dynamique et vous avez de moins en moins envie de drogue.

Le yoga peut vous aider à apporter des changements dans votre existence quotidienne. C'est tout ce qu'il y a de plus important, de son avantage le plus remarquable, en fait. Tapas, le mot sanskrit signifiant chaleur, est le feu, la discipline qui alimente la pratique du yoga, et cette pratique ordinaire commence à se rassembler. Les tapas, le feu que vous créez, peuvent toucher de nombreux aspects de votre vie pour vaincre la latence et améliorer les propensions inutiles. Vous constaterez peut-être que sans faire de tentatives extraordinaires pour changer les choses, vous commencerez à mieux manger, à pratiquer davantage ou, enfin, à arrêter de fumer après une longue période d'efforts bombardés.

Les grands professeurs de yoga peuvent réfléchir à votre bien-être. Les meilleurs font bien plus que vous diriger vers une succession de postes. Ils peuvent aborder votre situation, vérifier quand vous souhaitez vraiment aller plus loin dans un poste ou quand vous souhaitez revenir plus loin, vous faire part de points de vue difficiles avec empathie, vous aider à vous détendre et affiner et ajuster la formation à vous. Une relation déférente avec un éducateur contribue grandement à améliorer votre bien-être.

Dans le cas où votre unité d'aide médicale à domicile vous aide à vous souvenir d'une pharmacie, cela pourrait très bien être l'occasion idéale de tenter le yoga. Des enquêtes auprès de personnes souffrant d'asthme, d'hypertension, de diabète de type II (supposé diabète débutant chez l'adulte) et de problèmes de routine fanatiques ont montré que le yoga les a aidés à réduire leur dose de prescription et parfois à s'en débarrasser complètement. L'avantage de prendre moins de médicaments ? Vous dépenserez moins d'argent et serez plus réticent à subir des effets secondaires et à risquer des connexions médicamenteuses risquées.

Le yoga et la réflexion vous rapprochent de la pleine conscience, augmentent votre degré de pleine conscience. De plus, plus vous êtes attentif, plus il est simple de vous débarrasser des sentiments préjudiciables comme le ressentiment. La recherche montre que l'indignation et l'agressivité constantes sont aussi étroitement liées à l'insuffisance cardiovasculaire que le tabagisme, le diabète et un taux de cholestérol élevé. Le yoga semble diminuer l'indignation en développant les sensations de sympathie et de connexion et en relâchant le système sensoriel et le cerveau. Cela renforce également la capacité de s'éloigner du spectacle de votre vie et de rester immobile malgré de terribles nouvelles ou des événements troublants.

L'amour ne peut pas tout vaincre, mais il guérit certainement. Développer la réassurance quotidienne de la part des compagnons, de la famille et de la région a été maintes et maintes fois démontrée pour développer davantage le bien-être et la guérison. Une pratique standard du yoga vous aide à créer de la bienveillance, de la sympathie et une harmonie plus importante. Parallèlement à l'accent mis par la façon de penser yogique sur l'abstention de blesser les autres, d'être honnête et d'avoir exactement ce que nous voulons, cela peut fonctionner sur un grand nombre de nos connexions.

Les fondements du yoga – asanas, pranayama et réflexion – vous aident à travailler sur votre bien-être, mais il y a autre chose dans la réserve d'outils de yoga, comme le chant. Il élargit votre expiration, ce qui déplace l'équilibre vers le système sensoriel parasympathique. Lorsqu'il est pratiqué en groupe, le chant peut être une expérience physique et profonde particulièrement forte. Un nouveau rapport de la Fondation Karolinska en Suède montre que les murmures ressemblent à ceux que nous émettons en récitant Om, ouvrez les sinus et travaillez avec les déchets.

33. Le yoga guide la guérison de votre corps avec l'aide de votre esprit

Si vous pensez, en supposant que vous structurez une image comme vous le faites par exemple dans le yoga nidra et d'autres pratiques, vous pouvez influencer le changement dans votre corps. Certaines recherches ont montré que la représentation dirigée réduisait les tourments postopératoires, diminuait la récidive des migraines et agissait sur la satisfaction personnelle des personnes atteintes de la maladie et du VIH.

Les Kriyas ou stratégies de purification et de désintoxication sont une autre composante du yoga. Ils intègrent tout cela, des activités respiratoires rapides à la purge des entrailles vers l'intérieur. Jala neti, qui consiste en un lavage délicat des sections nasales avec de l'eau salée, élimine les polluants et les infections du nez, prévient la production de fluides corporels et aide à canaliser les sinus.

Le karma yoga (administration à d'autres personnes) est un élément fondamental de la pensée yogique. Et en gardant à l'esprit que vous n'êtes peut-être pas enclin à aider les autres, votre bien-être peut être considérablement amélioré si vous le faites. Une enquête du Collège du Michigan a révélé que les individus les plus établis qui cochaient leur puce en moins d'une heure et sept jours étaient susceptibles d'être en vie à plusieurs reprises quelques années après les faits. Servir et aider les autres peut donner un sens à votre vie et vos inquiétudes peuvent ne pas sembler si alarmantes lorsque vous voyez ce que les autres font dans leur vie.

Dans une tonne de médecine traditionnelle, la plupart des patients sont des bénéficiaires de soins déconnectés. Dans le yoga, ce qui compte, c'est ce que vous vous aidez. Le yoga vous donne les instruments nécessaires pour changer et vous commencerez à vous sentir mieux dès votre première pratique. Vous verrez également que plus vous êtes prévisible dans votre formation, plus les avantages sont importants. C'est le résultat direct de trois choses : vous vous êtes engagé à prendre soin de vous-même, vous avez constaté que votre contribution vous a permis d'influencer le changement et, en voyant le changement, vous avez commencé à avoir confiance. De plus, la confiance elle-même peut se rétablir.

En lisant chacune des manières dont le yoga développe davantage le bien-être, vous verrez peut-être une tonne de croisements. C'est parce qu'ils sont étroitement liés. Changez votre position et la manière dont vous inspirez changera. Changez votre respiration et vous changerez votre système sensoriel. C'est peut-être la meilleure illustration du yoga. Tout est associé _ de la hanche au bas de la jambe, vous et votre région, votre région au monde. Cette association est essentielle pour appréhender le yoga. Ce cadre global comprend néanmoins de nombreux instruments qui apportent une substance supplémentaire et des impacts multiplicateurs. Cette énergie coopérative est peut-être la méthode principale de tout ce que le yoga récupère.

65

De plus, le simple fait d'accepter que vous vous rétablirez peut vous rétablir. Malheureusement, de nombreux chercheurs en médecine traditionnelle croient que si quelque chose fonctionne en utilisant un faux traitement, cela ne compte pas. Quoi qu'il en soit, de nombreux patients ont simplement besoin de récupérer, donc si la récitation d'un mantra, comme terminé au début et à la fin d'une pratique de yoga ou pendant une contemplation ou une journée, fonctionne avec la récupération, qu'il s'agisse ou non d'une activité auto-influencée. conséquence, pourquoi ne pas y arriver ?

Quel est le meilleur moment pour faire du yoga ?

Il n'y a pas de moment particulier de la journée où la pratique du yoga doit être évitée, même si ce n'est pas après un festin. Bien que répéter le yoga en début de journée puisse avoir de nombreux impacts positifs, il existe des motivations pour répéter séparément en début de soirée ou en soirée, et des moyens d'améliorer votre expérience en fonction du moment où vous pratiquez le yoga. Choisir la meilleure occasion de faire du yoga est totalement privé.

Pratique du yoga le matin

Répéter le yoga en première partie de journée est une méthode extraordinaire pour étendre son corps et le préparer jusqu'à la fin de la journée. Le yoga tonifie la circulation sanguine et de nombreuses capacités d'organes, ce qui constitue une méthode incroyable pour commencer la matinée avant une journée de travail énergivore. De plus, nettoyer et calmer le cerveau et réfléchir pendant la première partie de la journée, avec de profondes respirations complètes et des exercices de contrôle de la respiration (pranayama), aidera à diminuer les sentiments d'anxiété et augmentera votre concentration et votre fixation. De même, répéter le yoga peu de temps avant le lever du jour est une stratégie habituelle considérée comme le meilleur moment pour une pratique surnaturelle (sadhana).

Pratique du yoga l'après-midi

En supposant que vous sentiez que vos muscles sont extrêmement fermes dans la première partie de la journée, répéter le yoga peut être vraiment agréable et vous aider à mieux étendre vos muscles. Néanmoins, si l'entraînement du matin n'est pas pour vous, attendre un autre moment de la journée vous donnera beaucoup plus de possibilités de développement car votre corps se sera échauffé pendant la journée. Être plus agréable dans vos développements vous détendra, ce qui vous permettra de vider plus facilement votre psychisme et d'apaiser la pression qui s'est développée au cours de la journée. De plus, en supposant que vous estimez que le yoga vous aide à assimiler, répéter plus tard dans la journée peut vous aider à gérer la douleur lancinante que vous espérez ressentir le soir ou en début de journée.

Répéter le yoga le soir peut incroyablement se détendre. Si vous ressentez un sentiment de confort dans votre dos et avez des difficultés à vous assoupir le soir, certaines asanas peuvent vraiment aider à soulager la pression dans le bas du dos et les jambes pour un repos plus tranquille. Il existe même des endroits protégés et agréables pour performer au lit. Répéter le yoga le soir peut vous aider à vous sentir mieux si vous ressentez une douleur ou un malaise matinal.

Quel que soit le meilleur moment pour vous, il est certain qu'une pratique du yoga apportera des résultats positifs et différents avantages.

Autres facteurs

Enfin, un autre élément à considérer est le climat. En hiver, la pratique du yoga tôt le matin peut rendre vos muscles et vos poumons gênés si l'air est sec. L'été peut être trop chaud pour même envisager de répéter vers le milieu de l'après-midi, vous devrez donc peut-être déplacer votre entraînement le matin ou le soir après le crépuscule. La clé est d'être agréable, généralement votre considération et votre centre disparaîtront pendant l'entraînement et vous pourriez commencer à vous sentir troublé plutôt que lâche.

Exercices de yoga du visage

Contrairement à certains types de yoga, par exemple le Bikram ou l'Ashtanga, il n'existe pas de groupe standard de yoga du visage auquel adhérer. Il existe peut-être de nombreuses activités diverses que vous pouvez tenter, sans demande spécifique, pour vérifier si elles vous apportent des avantages ou une aide.

Dans une revue, 32 activités faciales particulières ont été peaufinées, chacune pendant environ un instant. Les cas de divers exercices intégraient ceux axés sur la joue inférieure et supérieure, l'espace autour des yeux, la conception du visage, le cou et le milieu des tempes.

Les exercices étaient suggérés par des noms, par exemple,

- Lève-joue
- Lève-sourcils
- Joues joyeuses ciselées
- Scooping : mâchoire et cou plus fermes
- Concepteur de sanctuaire
- Paupière supérieure plus ferme

Voici ensuite un assortiment de quelques répétitions notables de yoga du visage que vous pouvez pratiquer à la maison :

[*Remarque : faites un effort pour ne pas trop froisser votre visage ni plisser les yeux lorsque vous pratiquez ces activités, ce qui peut être contre-productif. Point focal de levage et de croissance à la place.]

1. Étourdissant

Utilisez vos doigts pour encadrer la forme « binoculaire » autour de vos sourcils, de vos joues et sur tout le visage. Soulevez vos sourcils sans froisser la tempe à l'extrême, puis plissez les yeux et relevez-les ensuite. J'ai l'intention de répéter plusieurs fois.

2. Lève-sourcils

Entrelacez vos doigts sur votre front et appliquez une légère tension tout en essayant de soulever votre tempe. Répétez plusieurs fois et maintenez pendant un instant.

Une autre méthode pour y parvenir consiste à placer les deux paumes sur vos sanctuaires, à pousser vos paumes vers le haut et vers l'arrière pour soulever les côtés de votre visage, puis à maintenir cette position pendant cinq secondes et à continuer de répéter.

3. Lève-joue

Ouvrez grand la bouche, gardez votre dent masquant vos lèvres et relevez vos joues. Attendez 10 secondes, puis reprenez vos activités comme d'habitude. C'est à dire à répéter plusieurs fois. (Faites tout ce qu'il faut pour ne pas plisser les yeux en soulevant.)

4. Étirement du cou et de la mâchoire

Inclinez votre visage assez vers le haut, puis, à ce stade, soulevez votre mâchoire et progressez à un point de 45 degrés et plus vers une épaule, en la maintenant pendant trois secondes. Concentrez-vous à nouveau, puis, à ce stade, répétez pour le côté opposé. Répétez plusieurs fois de chaque côté, ou attendez-vous à continuer à répéter pendant une ou quelques minutes d'affilée.

Une méthode plus efficace pour étendre et renforcer votre cou et votre mâchoire (à condition que vous n'ayez pas de problèmes de cou) consiste à déplacer votre tête aussi loin que possible en arrière et à la maintenir, en répétant pendant un instant.

5. Lèvres plissées

Plissez vos lèvres, relâchez-les un peu et répétez. Répétez pendant une ou quelques minutes.

6. Sourire

Souriez plusieurs fois sans plisser les yeux, puis, à ce stade, gardez un sourire délicat pendant cinquante secondes d'affilée.

7. Pétrir + Visage Savasana

Nettoyez vos mains et votre visage avec un agent nettoyant délicat, puis frottez votre visage partout (vous devrez peut-être utiliser de l'huile de noix de coco pour rendre cela plus simple). Appuyez tendrement le bout de vos doigts sur les muscles de votre visage pour apaiser toute tension. Assurez-vous de vous concentrer sur votre « troisième œil » (l'espace entre vos tempes), en pétrissant pendant 30 minutes et en faisant le tour de vos yeux. (Vous devrez peut-être également essayer d'utiliser vos ajustements autour de votre front et de vos yeux.)

Terminez-vous avec une serviette chaude posée sur votre visage pendant que vous vous installez et vous détendez.

6 poses de yoga qui peuvent vous donner une peau lumineuse et éclatante

Le yoga est connu pour vous donner un corps adaptable et en forme, mais avez-vous envisagé de faire du yoga pour gérer la santé de votre peau ? Vérifiez-le.

Ce ne sont pas beaucoup d'asanas du yoga pour une peau saine :

1. Posture de l'arc (Dhanurasana)

Cette posture de yoga pour une peau saine fonctionne avec succès en vous donnant une composition brillante. Répéter régulièrement cette posture aide en descendant sur la région de l'estomac, ce qui contribue ainsi à détoxifier le corps. Cette posture augmente l'évolution du visage et de la région pelvienne. Il libère la pression de la section médiane et la fortifie. L'acte standard de cet asana renforce les organes régénérateurs. Il aide également à évacuer les reflux acides et les obstructions. En gardant un estomac sain, dhanurasana aide à vous donner une apparence de peau brillante et solide.

Comment faire cette asana de yoga

- Repose au niveau du sol sur le ventre. Tournez vos jambes à partir du genou en gardant votre genou séparé de la largeur des hanches. Élargissez vos mains derrière et saisissez le bas de vos jambes d'un point de vue externe.

- Inspirez et soulevez tout votre corps du sol en vous ajustant sur le nombril.

- Expirez et relâchez progressivement la position.

C'est un merveilleux asana pour étendre la colonne vertébrale, les épaules et les ischio-jambiers. Il exerce une pression dans le bas du dos et développe en outre l'absorption, ce qui peut en tout cas provoquer de nombreuses affections cutanées telles que des boutons et des inflammations cutanées. Cette posture est non seulement utile pour diminuer la pression, mais elle décontamine également le sang, développe davantage la coloration de la peau et diminue la présence de taches ternes et de plis. Paschimottasana est un yoga idéal pour la gestion de la santé de la peau.

Comment faire cette asana de yoga

- Commencez par vous asseoir sur le sol avec les jambes élargies droit devant vous.
- Placez vos pieds ensemble et fléchissez vos pieds vers vous. Inspirez, fixez la colonne vertébrale vers le haut.
- Expirez, penchez votre poitrine vers l'avant, en vous inclinant à partir de la hanche, en

gardant la colonne vertébrale droite tout en vous tournant vers l'avant.

Selon Shetty, "Cet asana détend tout le corps. Il fortifie les bras et les épaules, étend la colonne vertébrale, les mollets et les ischio-jambiers et stimule tout le corps en amenant le flux sanguin vers votre esprit et votre visage." Cet asana développe davantage la circulation sanguine dans ces zones, vous donnant des joues rouges et solides.

Comment faire cette asana de yoga

- Commencez le sol en posant vos mains et vos genoux.
- Fixez vos jambes en retirant vos genoux du sol et en abaissant vos talons autant que possible. Développez la colonne vertébrale en éloignant dès le début vos paumes.
- Restez dans la posture pendant 5 à 9 respirations.

Le poisson présent est l'une des représentations d'inclinaison arrière qui peuvent être exécutées sans effort même par un novice. C'est l'une des postures de yoga les plus étonnantes pour obtenir une peau nouvelle et, étonnamment, conditionnée, tout en développant davantage la circulation sanguine dans la région de la tête.

Comment faire cette asana de yoga

- Asseyez-vous dans un cadeau de yoga Padmasana.
- Tournez progressivement en marche arrière et posez votre tête sur le sol.
- Lorsque vous touchez le sol avec le point le plus élevé de votre tête, soulevez votre poitrine vers le haut.
- Maintenez la position pendant plusieurs minutes.

Ce cadeau de yoga réussit à développer davantage la circulation sanguine générale du corps. Elle suscite une ambiance de sérénité et vous place dans une perspective décontractée, ce qui en fait une posture de yoga idéale pour la gestion de la santé de la peau.

"Cette posture est utile pour inciter au repos ou gérer le manque de sommeil, car ce cycle de repos malheureux est l'une des principales causes de terribles affections cutanées. Cette multitude de résultats positifs de cet asana a un impact sur votre peau", a-t-il ajouté.

Comment faire cette asana de yoga

- Repose sur le dos, paumes face au toit.
- Soulevez délicatement vos jambes à quatre-vingt-dix degrés et passez-les au-dessus de votre tête pour toucher la farine.
- Maintenez brièvement la posture, revenez à la position ordinaire

6. Support d'épaule (Sarvangasana)

Ce serait une posture à mi-chemin qui présente des avantages étonnants sur votre peau et votre éclat. Dominer cette posture est en fait assez simple, la pratique ordinaire aide à développer davantage la circulation sanguine vers la zone du visage, ce qui aide à faire face aux conditions de nettoyage telles que le visage émoussé, les éruptions cutanées et les rides.

Comment faire cette asana de yoga

- Asseyez-vous sur le dos, face au toit.
- Soulevez tendrement vos jambes et vos hanches en soutenant votre dos avec vos mains.
- Restez dans la situation pendant quelques instants ; revenir à la position typique.

Mesures de sécurité à prendre avec le Face Yoga

Certains spécialistes affirment que le yoga du visage peut créer des rides dues aux développements ternes de la peau. Lorsque vous contractez plusieurs fois les muscles de votre visage, cela peut vraiment créer des rides. En vieillissant, votre peau perd normalement du collagène et de l'élastine. Trop de frottements ou de contrôles sur votre peau peuvent accroître son manque de flexibilité.

La compression répétée de parties spécifiques du haut de votre visage, comme vos sourcils, vos pattes d'oie et vos rides de grimace, peut rendre ces lignes plus profondes à long terme.

Les spécialistes disent que l'ennemi des effets de maturation du yoga du visage peut nécessiter trois à environ un mois avant que les résultats ne soient visibles. Vous devez également être prévisible avec les pratiques de yoga du visage 6 à 7 jours par semaine. Faites les activités pendant 20 minutes à 30 minutes chaque jour.

Discutez avec votre PCP avant de commencer le yoga du visage. Le yoga du visage n'est peut-être pas pour tout le monde. Dans le cas où vous avez reçu des injectables réparateurs comme des produits de comblement cutané, le yoga du visage peut permettre aux produits de comblement de continuer pendant une période de temps plus limitée.

Comment réduire le vieillissement prématuré de la peau

Voici d'autres moyens de diminuer le vieillissement cutané intempestif :

Utilisez la protection solaire. Appliquez uniformément un écran solaire sur toute la peau qui n'est pas couverte par les vêtements. Utilisez un écran solaire sans danger pour l'eau, à large portée et avec un FPS de 30 ou plus. Protégez votre peau en portant des vêtements de protection solaire et en restant à l'ombre chaque fois que la situation le permet.

1. Arrêter de fumer. Fumer provoque des rides et une coloration terne. Il vieillit également votre peau d'autant plus rapidement.
2. Buvez moins d'alcool. L'alcool peut assécher la peau et, à long terme, causer des lésions cutanées.
3. Adoptez un régime alimentaire uniforme. Un régime alimentaire riche en sucre et en glucides raffinés peut accélérer la maturation.

4. Mangez de nouveaux légumes et des produits biologiques pour avoir une peau saine.

5. Abstenez-vous de bronzer, que ce soit dans un lit de bronzage ou au soleil. La lumière UV du bronzage fait vieillir votre peau de manière imprudente.

6. Entraînez-vous régulièrement. La pratique aide à soutenir votre cadre de sécurité et fonctionne sur votre cours.

7. Nettoyez deux fois par jour et après avoir transpiré beaucoup. La transpiration gêne votre peau, particulièrement lorsque vous portez un casque ou une casquette.

8. Saturez tous les jours. La lotion garde votre peau hydratée, lui donnant un aspect plus énergique.

Embrassez un éclat énergétique avec le yoga du visage : 5 positions fondamentales

Le yoga du visage, autrement appelé yoga du visage ou activités du visage, est une méthode naturelle pour travailler le bien-être et la présence de sa peau et lui donner un éclat énergétique. Voici cinq figures fondamentales du yoga du visage qui vous aideront à paraître plus énergique et brillant :

- Les muscles autour des joues et de la bouche sont liftés et conditionnés par cette posture. Placez votre liste et vos doigts centraux sur chaque main en forme de V et placez-les sur les côtés de votre bouche pour faire une pause spectaculaire. Indentez votre peau avec vos doigts tout en souriant largement. Tenez pendant 10 secondes, détendez-vous et répétez.

- Cette position se concentre sur les muscles autour des yeux, ce qui développe davantage le teint et atténue les rides. En commençant par les coins externes de vos yeux, tirez délicatement la peau vers vos sanctuaires à l'aide de vos pointeurs. Tout en restant ferme face à cette situation, levez les sourcils partout. Répétez plusieurs fois.

- Cette position permet de limiter les plis et les rares différences autour de la bouche et de la mâchoire. Commencez par pincer vos lèvres et aspirer vos joues. Tenez pendant 5 secondes, puis, à ce stade, déchargez. Répétez plusieurs fois.

- Les muscles du cou sont le point central de cette posture, qui développe également davantage le teint et diminue l'affaissement. Commencez par mettre le bout de vos doigts sur votre clavicule et regardez le toit. Tout en gardant la tête ici, inclinez la tête en arrière et présentez votre mâchoire. Tenez pendant 10 secondes, puis, à ce stade, déchargez. Répétez plusieurs fois.

- Cette position se concentre sur les muscles de la bouche et tente de limiter les rides du sourire. Commencez par appuyer doucement avec vos pointeurs sur les bords de votre bouche. Souriez aussi largement que possible tout en gardant vos doigts bien tendus. Tenez pendant 10 secondes, puis, à ce stade, déchargez. Répétez plusieurs fois.

Le front plus lisse : réduire les rides du front

Les lignes des tempes sont une indication typique de la maturation, mais il existe de multiples façons de diminuer leur apparence. Voici quelques façons d'obtenir des sourcils plus lisses et plus énergiques :

1. Les activités faciales habituelles peuvent aider les muscles des tempes à devenir plus ancrés et plus conditionnés, ce qui peut aider à diminuer la perceptibilité des lignes et des plis. Essayez d'effectuer des pratiques telles que lever et abaisser vos tempes ou serrer le bout de vos doigts avec le bout de vos doigts sur votre front.

2. Pétrir délicatement votre visage peut aider à augmenter la circulation sanguine, favoriser le développement de collagène dans votre peau et réduire la présence de rides et de plis. Essayez de pétrir délicatement le front en mouvements ronds du bout des doigts.

3. Il peut très bien être avantageux de garder la peau de vos sourcils saturée afin de réduire la présence de rides et de plis. Utilisez une lotion contenant des éléments hostiles au vieillissement comme le rétinol ou le corrosif hyaluronique pour aider la peau à devenir plus souple et favoriser la production de collagène.

4. En protégeant votre peau des rayons UV nocifs du soleil, vous pouvez arrêter de s'effriter davantage et diminuer la visibilité des rides et des plis. Cassez une casquette ou recherchez une protection contre le soleil lorsque vous le pouvez et utilisez un écran solaire à large gamme avec essentiellement un FPS 30.

5. Le Botox, une méthode de restauration typique, neutralise brièvement les muscles à l'origine des courbures et des lignes des tempes, contribuant ainsi à atténuer leur apparence. Il est essentiel de rechercher des

exhortations compétentes avant de poursuivre ce choix.

Le rehausseur de joues : conditionner les muscles des joues

Le conditionnement des muscles des joues peut aider à soulever et à raffermir les joues, ce qui, avec la mise en conserve, agit sur l'apparence générale du visage. Voici quelques façons de conditionner les muscles des joues :

1. Il existe quelques activités faciales qui peuvent aider à conditionner les muscles des joues, notamment sourire avec la bouche fermée, aspirer vos joues et souffler de l'air dans vos joues comme un gonflable. Répétez ces activités plusieurs fois par jour pour aider à tonifier et à rehausser les muscles des joues.

2. Le yoga du visage comprend l'utilisation de postures de yoga et de stratégies de respiration pour tonifier et soulever les muscles du visage. Certaines représentations de yoga du visage qui

peuvent aider à conditionner les muscles des joues incluent le lifting des joues, le visage de poisson et le visage de poisson souriant.

3. Pétrir délicatement les joues peut aider à développer davantage la circulation sanguine et à animer la création de collagène, ce qui peut aider à tonifier et à soulever les muscles des joues. Essayez d'effectuer des mouvements du bout des doigts pour pétrir tendrement les joues.

4. Les rouleaux faciaux, qui sont généralement fabriqués à partir de jade ou d'autres pierres précieuses, peuvent aider à revigorer la circulation sanguine et à favoriser les déchets lymphatiques, ce qui peut aider à réduire les poches et à tonifier les muscles des joues. Utilisez le rouleau pour frotter tendrement les joues dans un mouvement vertical.

5. Boire beaucoup d'eau et avoir un régime alimentaire raisonnable, riche en nutriments et en renforts cellulaires, peut aider à maintenir une peau et des muscles solides. Cela peut aider à travailler sur le tonus et le lifting des muscles des joues sur le long terme.

La forme Angulaire : Raffermissement de la structure du Visage et du Cou

Réaliser un visage angulaire avec une structure faciale et un cou fermes peut donner à votre visage une apparence plus jeune et plus caractérisée. Voici quelques façons de raffermir la structure de votre visage et de votre cou :

1. Les activités faciales normales peuvent aider à réduire la pendaison et à améliorer l'apparence générale du visage en renforçant et en conditionnant les muscles de la structure du visage et du cou. Essayez-vous à des pratiques telles que les saisies de mâchoires, les étirements du cou et les liftings de la mâchoire.

2. Le yoga du visage peut aider à soulever et à conditionner les muscles du visage, en rappelant ceux du cou et de la structure du visage. Le pli de la mâchoire, l'étirement de la langue et le roulement du cou sont quelques représentations du yoga du visage qui peuvent aider à tonifier la structure du visage et le cou.

3. Le rétinol, l'acide L-ascorbique et le corrosif
    hyaluronique sont des exemples
    d'ingrédients présents dans les produits de
    soins de la peau qui peuvent aider à
    développer davantage la souplesse et la
    solidité de la peau, ce qui peut aider à
    réduire l'affaissement du cou et de la
    structure du visage.

4. Une position malheureuse peut ajouter à la
    suspension de la structure du visage et du
    cou. Adopter une position appropriée, par
    exemple s'asseoir droit et garder la
    mâchoire alignée avec le sol, peut améliorer
    l'apparence de la structure de votre visage
    et de votre cou.

5. Les pratiques planifiées explicitement pour
    les muscles du cou peuvent aider à tonifier
    et à renforcer la région malgré les activités
    faciales. La structure du visage et du cou
    peuvent être plus attrayantes avec des
    pratiques telles que l'inclinaison de la tête,

les étirements du cou et les exercices avec
bandes   d'opposition.

L'éclaircisseur des yeux : rehausser les sourcils et diminuer les pattes d'oie

La région des yeux est une zone de préoccupation typique pour certaines personnes en ce qui concerne les signes de maturation. Voici quelques suggestions d'exercices de lifting des tempes, de yoga du visage, de crèmes pour les yeux, de botox, de lunettes de soleil et de crème solaire pour vous donner une apparence plus énergique et excitée. Vous pouvez vous aider à relever vos sourcils et à diminuer la présence des pattes d'oie pour une apparence plus énergique et excitée en intégrant ces conseils dans votre pratique quotidienne de soins de la peau et d'entraînement. N'oubliez pas que cela peut nécessiter un certain investissement avant d'obtenir des résultats, alors soyez patient et, en cas de soucis, discutez avec un expert.

The Lip Plumper : Lisser et améliorer les lèvres

Votre apparence peut être améliorée et vous pouvez paraître plus jeune en ayant des lèvres lisses, pleines et grosses. Voici quelques conseils pour lisser et sublimer vos lèvres :

1. Excrétion : L'élimination des cellules mortes de la peau et l'accélération du renouvellement cellulaire grâce à un peeling standard de vos lèvres peuvent aider à les détendre et à les lisser. Essayez d'utiliser un nettoyant pour les lèvres ou de brosser tendrement vos lèvres avec une brosse à dents délicate et frémissante.

2. Hydratation : Garder des lèvres hydratées est fondamental pour obtenir des lèvres lisses et fermes. Utilisez un médicament pour les lèvres ou une huile pour aider à conserver l'humidité et à vous hydrater.

3. Activités faciales : les activités faciales normales peuvent développer davantage la circulation sanguine et tonifier les muscles autour des lèvres, améliorant ainsi leur forme et leur finition. Explorez différentes avenues concernant les activités, par exemple la presse à lèvres et le lisseur de sourire.

4. Produits repulpants pour les lèvres : en favorisant la circulation sanguine et en donnant à vos lèvres un bref effet repulpant, les produits repulpants pour les lèvres comme les médicaments pour les lèvres, les sérums et les brillants peuvent vous aider à améliorer leur apparence. Recherchez des produits qui contiennent des peptides et du corrosif hyaluronique parmi leurs ingrédients.

5. Produits de comblement des lèvres : les produits de comblement des lèvres peuvent aider à ajouter du volume et à atténuer les

différences et les plis à peine perceptibles pour une amélioration plus durable des lèvres. Seul un professionnel préparé et agréé doit effectuer cette opération.

Façons d'intégrer le Face Yoga dans votre pratique quotidienne

Embrassez un éclat énergétique avec le yoga du visage : 5 positions fondamentales

Voici quelques idées pour vous lancer si vous souhaitez ajouter le yoga du visage à votre pratique quotidienne :

1. Commencez par un échauffement : pour éviter les blessures, il est essentiel d'échauffer les muscles de votre visage avant de commencer votre pratique du yoga du visage. Essayez de réchauffer vos mains en les récurant ensemble, puis placez vos paumes partout et frottez légèrement votre peau.

2. Trouvez un endroit serein et agréable : Puisque répéter le yoga du visage nécessite de la concentration et de la concentration, il est essentiel de trouver un endroit tranquille et agréable où vous pouvez le faire sans interférence.

3. Suivez une pratique quotidienne : lors de la pratique du yoga du visage, il peut très bien être bénéfique d'adhérer à un certain nombre de postures ou à un programme quotidien. Vous pouvez le faire pour suivre votre fixation et vous assurer que vous vous concentrez sur chacune des régions fondamentales du visage.

4. Pratiquez régulièrement : la cohérence est la clé lorsqu'il s'agit d'affronter le yoga. Pour commencer à obtenir des résultats, essayez de répéter plusieurs fois par semaine.

5. Faites preuve de retenue : le yoga du visage peut nécessiter un investissement pour commencer à fonctionner, il est donc important d'être patient et de poursuivre votre pratique. Maintenez en tête de la liste des priorités que le yoga du visage présente des avantages au-delà du travail sur l'apparence de votre peau ; cela peut

également vous aider à vous adapter à la pression et à vous sentir mieux partout.

6. Rejoignez le yoga du visage avec d'autres programmes de soins de la peau : Traiter votre peau d'un point de vue externe est tout aussi important que d'inclure le yoga du visage dans votre routine générale de soins de la peau. Assurez-vous de purger, saturer et protéger votre peau avec un écran solaire pour vous aider à conserver une coloration active.

La cohérence est la clé des résultats apparents

La cohérence est fondamentale pour obtenir des résultats apparents avec le yoga du visage ou toute autre pratique de soins personnels. Le yoga du visage, que ce soit quelques instants par jour, peut vous aider à travailler sur le teint, la surface et l'apparence générale de votre peau. Néanmoins, n'oubliez pas que la peau de chacun est unique et que les résultats peuvent varier en fonction de facteurs tels que l'âge, le type de peau et, en général, le bien-être. Certaines personnes peuvent obtenir des résultats après un demi-mois de pratique prévisible, tandis que d'autres peuvent avoir besoin de plus de temps. Malgré une pratique régulière, il est fondamental d'être patient et délicat avec votre peau. Appliquer beaucoup de tension ou tirer trop fort avec votre peau peut causer des dommages et peut-être détruire la présence de différences et de plis à peine reconnaissables. Le yoga du visage doit être associé à d'autres habitudes solides, par exemple rester hydraté, se reposer suffisamment et avoir une alimentation équilibrée. Vous pouvez

préserver le bien-être et la présence de votre peau
en traitant votre corps de l'arrière vers l'avant.

Associez le yoga du visage à une routine de soins de la peau décente

Vous pouvez obtenir de meilleurs résultats en consolidant le yoga du visage avec un programme de soins de la peau uniforme. Voici quelques conseils pour favoriser une routine de soins de la peau uniforme afin de compléter votre pratique du yoga du visage.

1. Purifier : Pour commencer, épluchez votre peau pour éliminer toute saleté, huile et avilissements. Assurez-vous d'utiliser un produit chimique délicat qui ne dessèchera pas votre peau et n'éliminera pas ses huiles habituelles.

2. Ton : Pour ajuster le pH de votre peau et la préparer jusqu'à la fin de votre programme de soins, utilisez ensuite un tonique. Recherchez un tonique qui contient des ingrédients apaisants comme l'eau de rose ou la camomille et qui est exempt de substances synthétiques cruelles.

3. Saturer : Après le conditionnement, appliquez une crème pour aider à hydrater et protéger votre peau. Trouvez une crème adaptée à votre type de peau et contenant des éléments de soutien comme le corrosif hyaluronique ou la vitamine E.

4. Sauvegarde : Protéger votre peau des effets nocifs des rayons UV pendant la journée est essentiel. Avant de sortir, utilisez un écran solaire à large gamme avec un FPS d'environ 30.

5. Traiter : en fonction des besoins de votre peau, vous devrez peut-être également intégrer des produits de soins de la peau particuliers, tels que des sérums ou des masques, dans votre pratique quotidienne. Pour aider à réduire la présence de rares différences, de rides et de différents signes de vieillissement, recherchez des produits

contenant des ingrédients comme le rétinol,
l'acide L-ascorbique ou des peptides.

Rejoignez le Face Yoga avec d'autres méthodes d'aide à la pression

Le stress est un facteur important de divers problèmes de peau, tels que les rares différences, les plis et les zones émoussées. Vous pouvez contribuer à favoriser le bien-être et la présence de votre peau de l'arrière vers l'avant en consolidant le yoga du visage avec d'autres stratégies d'allègement de la pression. Voici quelques stratégies d'allègement de la pression à considérer :

1. Réflexion : La contemplation peut aider à calmer votre cerveau et à diminuer les sentiments d'anxiété. Essayez de réserver quelques instants chaque jour pour réfléchir, soit seul, soit en utilisant une application de réflexion dirigée.

2. Yoga : Participer à des activités de yoga peut vous aider à vous sentir plus détendu et plus épanoui d'une manière générale. Pensez à

consolider le hatha ou le vinyasa yoga dans votre pratique quotidienne, malgré le yoga du visage.

3. Activités respiratoires profondes : des activités respiratoires profondes peuvent soulager la pression et dynamiser la détente. Mettez-vous en un rien de temps en prenant régulièrement quelques respirations lentes et complètes par le nez et en expirant par la bouche.

4. Guérison parfumée : Quelques arômes, semblables à ceux de la lavande ou de la camomille, sont prestigieux pour être apaisants. Utilisez des onguents naturels apaisants ou consommez des bougies pour tenter d'intégrer la guérison parfumée dans votre pratique quotidienne.

5. Care : Le soin implique de participer pleinement au travail qui doit être effectué

et de se concentrer sur la seconde en cours. Que vous fassiez la vaisselle, que vous vous promeniez ou que vous investissiez de l'énergie avec vos amis et votre famille, essayez de répéter les soins tout au long de la journée.

Avantages supplémentaires du yoga du visage pour le bien-être de la peau

Adoptez une lueur de jeunesse avec le yoga du visage : 5 postures fondamentales

Le yoga du visage, malgré ses avantages médicaux pour la peau, présente de nombreux avantages, tant pour le psychisme que pour le corps. Voici quelques avantages supplémentaires à répéter le yoga du visage :

1. Diminution du stress : le yoga du visage, comme d'autres types de yoga, peut aider à faciliter la tension et à favoriser la détente. Le yoga du visage utilise des soins et une respiration profonde pour aider à calmer le cerveau et diminuer la tension et les sentiments d'agitation.

2. Tonus musculaire du visage développé : le yoga du visage peut aider à lier et à renforcer vos muscles du visage, ce qui peut améliorer l'uniformité et l'équilibre de votre

visage dans l'ensemble. Cela pourrait donner une apparence plus relevée et plus énergique.

3. Cours élargi : Le yoga du visage peut aider à développer davantage la surface et le tonus de la peau en élargissant le flux sanguin vers le visage. Un ton meilleur, plus brillant et moins de gonflements pourraient bénéficier d'une intervention par un cours plus développé.

4. Travail sur l'apparence : répéter le yoga du visage peut vous montrer comment contrôler plus facilement votre apparence et en devenir plus conscient. Cela peut vous faciliter la tâche, et cela pourrait aider à réduire la présence de différences et de défauts presque négligeables accueillis par des looks ressassés.

5. Travaillé sur la relaxation : les activités de respiration profonde, qui constituent un élément essentiel du yoga du visage, peuvent contribuer à améliorer la capacité pulmonaire et le bien-être respiratoire en général.

Diminution de la pression et de la nervosité

L'un des nombreux avantages du yoga du visage est qu'il aide à réduire la pression et la nervosité. Nonobstant les procédures de respiration profonde et de soins utilisées dans le yoga du visage, il existe d'autres techniques de réduction de la pression que vous pouvez essayer. Voici quelques idées :

1. Entraînement : un travail actif habituel, comme le yoga, la marche ou la natation, libère des endorphines, les substances chimiques normales du corps, qui peuvent aider à réduire le stress et la nervosité.

2. Repos : Pour gérer la pression et la tension, il est essentiel de se reposer suffisamment. Pour vous aider à vous détendre avant de vous coucher, établissez une routine de sommeil apaisante et optez pour de longues périodes de repos chaque soir.

3. Soins : en utilisant des stratégies telles que des activités de respiration profonde ou de réflexion, vous pouvez découvrir comment être plus conscient de vos éléments environnementaux et suivre votre attention, ce qui vous aidera à vous sentir moins inquiet et agité.

4. Aide sociale : créer des associations avec ses proches ou rejoindre un groupe de soins peut favoriser le sentiment d'avoir une place et réduire la pression et le sentiment de désespoir.

5. Prendre soin de soi : prendre soin de soi en faisant des choses comme faire le ménage, lire un livre ou sortir peut aider à réduire la pression et à se détendre.

Améliorer les soins et la concentration

Le yoga du visage peut également vous aider à travailler votre attention et votre concentration. Vous pouvez préparer votre psychisme à rester présent et concentré sur la tâche principale en répétant soigneusement les activités. Voici quelques conseils pour vous aider à travailler votre soin et votre concentration lors de votre pratique du yoga du visage :

1. Fixez-vous un objectif : fixez-vous un objectif pour ce que vous devez accomplir ou concentrez-vous sur votre pratique de yoga du visage avant de commencer. Cela pourrait aller de la diminution de la pression des tempes à l'expansion de la pleine conscience de la respiration.

2. Centrez-vous sur votre respiration : l'une des principales parties des soins consiste à se concentrer sur votre relaxation. Concentrez-vous sur votre respiration

pendant que vous parcourez votre pratique de yoga du visage et essayez de la garder cohérente et lâche.

3. Restez présent : pendant la pratique du yoga, il est facile pour le psychisme de serpenter, alors essayez de rester présent et concentré sur les développements et les impressions de chaque activité. Au cas où votre cerveau divaguer, ramenez-le tendrement à votre souffle et au développement de votre corps.

4. Pratiquez régulièrement : la cohérence est essentielle pour améliorer les soins et la concentration. Essayez de répéter le yoga du visage simultanément chaque jour et ne retenez rien pendant la durée de l'entraînement pour aider à préparer votre cerveau à rester présent et centré.

5. Limiter les interruptions : Pour améliorer les soins et la concentration, essayez de limiter les interruptions pendant votre entraînement. Éteignez votre téléphone, trouvez un espace calme pour répéter et éliminez d'autres interruptions probables.

Fin : Découvrez la force anti-âge du yoga du visage

Embrassez un éclat énergétique avec le yoga du visage : 5 positions fondamentales

Le yoga du visage est une stratégie globale et normale pour la revitalisation de la peau qui offre de nombreux avantages tout en réduisant la présence de rares différences et de plis. En intégrant le yoga du visage à votre pratique quotidienne, vous pouvez soutenir la création de collagène, améliorer la circulation sanguine et tonifier les muscles du visage pour une composition qui semble plus énergique. Parallèlement à ces avantages réels, le yoga du visage peut aider à réduire le stress, à améliorer les soins et le centre et à améliorer la santé globale. Le yoga du visage peut améliorer le bien-être de votre peau tout en améliorant votre bien-être général et votre prospérité lorsqu'il est associé à un programme de soins de la peau uniforme et à d'autres méthodes d'assouplissement du stress. Rappelez-vous que la cohérence est fondamentale pour obtenir des résultats visibles du yoga du visage. Vous pouvez rencontrer la force anti-âge du yoga du visage et participer à une coloration plus énergique dans un avenir indéfini en répétant régulièrement et en prêtant attention aux besoins de votre corps.

Fin : Découvrez la force anti-âge du yoga du visage

Embrassez un éclat énergétique avec le yoga du visage : 5 positions fondamentales

Le yoga du visage est une stratégie globale et normale pour la revitalisation de la peau qui offre de nombreux avantages tout en réduisant la présence de rares différences et de plis. En intégrant le yoga du visage à votre pratique quotidienne, vous pouvez soutenir la création de collagène, améliorer la circulation sanguine et tonifier les muscles du visage pour une composition qui semble plus énergique. Parallèlement à ces avantages réels, le yoga du visage peut aider à réduire le stress, à améliorer les soins et le centre et à améliorer la santé globale. Le yoga du visage peut améliorer le bien-être de votre peau tout en améliorant votre bien-être général et votre prospérité lorsqu'il est associé à un programme de soins de la peau uniforme et à d'autres méthodes d'assouplissement du stress. Rappelez-vous que la cohérence est fondamentale pour obtenir des résultats visibles du yoga du visage. Vous pouvez rencontrer la force anti-âge du yoga du visage et participer à une coloration plus énergique dans un avenir indéfini en répétant régulièrement et en prêtant attention aux besoins de votre corps.